Klaus G. Lieg

Entspannung

auf den Punkt gebracht

mit der Akupressurmatte

- ✓ Akupressurmatte
- ✓ Autogenes Training
- ✓ Progressive Muskelentspannung
- ✓ Body Scan

SILBERSCHNUR VERLAG

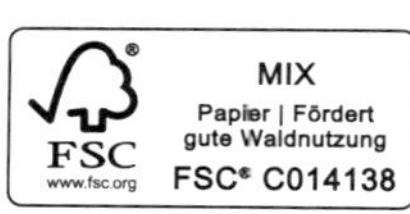

ISBN: 978-3-89845-666-1

1. Auflage 2020
2. Auflage 2021
3. Auflage 2022
4. Auflage 2023
5. Auflage 2025

Gestaltung & Satz: XPresentation, Güllesheim
Umschlaggestaltung: XPresentation, Güllesheim; unter Verwendung eines Motives von © Dennis Spohr
Druck: Finidr, s.r.o. Cesky Tesin

Verlag »Die Silberschnur« GmbH · Steinstr. 1 · 56593 Güllesheim
www.silberschnur.de · E-Mail: info@silberschnur.de

DANKE

An dieser Stelle möchte ich mich bedanken bei allen Kursteilnehmern und natürlich bei Alex, Sarah und Ann Catrin, ihr wisst, warum.

Und ein **MEGADANKESCHÖN** geht an:

Lisa Evoluer und Dennis Spohr von

www.lisa-evoluer.com

www.coachy.net

Sie haben für mich die Fotos gemacht, Lisa als Model und Dennis als Fotograf.

HINWEIS

Weder der Verlag noch der Autor übernehmen eine Haftung für eventuelle Nachteile oder auftretende Schäden durch die Übungen und Hinweise in diesem Buch. Alle Übungen und Hinweise sind nach bestem Wissen und Gewissen erarbeitet worden und ersetzen nicht die Behandlung oder Beratung bei einem Arzt, Therapeuten oder Heilpraktiker!

INHALT

Ein kleines Vorwort

oder

Warum ich dieses Buch geschrieben habe

Seit über 30 Jahren unterrichte ich jetzt schon die verschiedensten Entspannungstechniken wie Autogenes Training, progressive Muskelentspannung, Achtsamkeit, Focusing, Atemtechniken und einige mehr. In vielen meiner Kurse werde ich immer wieder gefragt: »Was ist die BESTE Entspannungstechnik?« Meine Antwort ist stets die gleiche: »Die beste Entspannungstechnik ist die, die wirkt.« Alle Entspannungstechniken sind für sich gut, aber sie wirken nicht bei allen Menschen gleich. Jeder muss selbst herausfinden, welche für ihn die Methode mit dem besten Ergebnis ist.

Bei der Akupressurmatte ist das jedoch anders. Stell dir vor, dass allein in Schweden

95 Prozent der Nutzer mehr als zufrieden damit sind! (Diese Umfrage bezog sich auf den Hersteller für die *Yantramatte.*) Sie loben die schnell eintretende Entspannung bei der Nutzung der Matte. Und da sind wir auch schon an dem Punkt, warum ich dieses Buch geschrieben habe: DIE METHODE WIRKT!

Ich habe im Buch jede Übung und Technik mit der Yantramatte einzeln vorgestellt und dazu deren jeweilige Geschichte beigefügt zum Nachlesen. Im Anschluss an die Übungen mit der Akupressurmatte kannst du dich in aller Ruhe in die Techniken des Autogenen Trainings nach Johannes Heinrich Schultz und in die Übungen der progressiven Muskelrelaxation (kurz PMR) nach Edmund Jacobson einarbeiten, um diese dann mit der Matte einzuüben.

Bei welchen Beschwerden hilft die Matte?

oder

Warum ist Entspannung so wichtig?

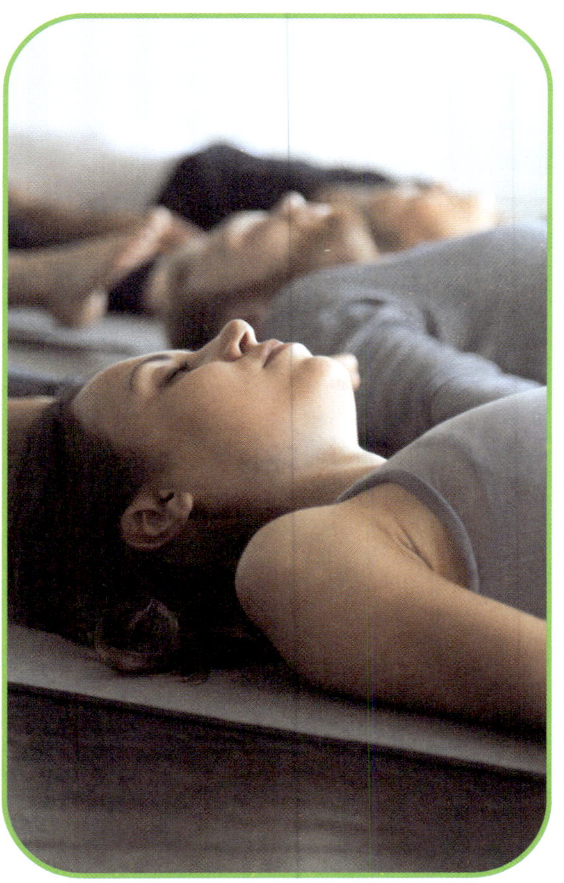

Dazu muss ich etwas weiter ausholen und bei dem größten »Verursacher« anfangen, der uns unsere Entspannung raubt: Stress. Stress macht krank. Und Dauerstress kann sogar jede Menge Krankheiten verursachen oder bestehende noch verschlimmern.

Zu den häufigsten dieser Krankheiten zählen:

Schmerzen

(Kopfschmerzen, Nackenschmerzen, Rückenschmerzen)

Jeder zweite Deutsche leidet und klagt über Rückenschmerzen. Mediziner wissen, dass in knapp 90 Prozent der Fälle ein seelischer Konflikt der Auslöser ist. Und genau dieser ständige seelische Konflikt überträgt sich auf unsere Muskulatur und bewirkt Verspannungen, da die Muskulatur schlechter durchblutet wird.

Nimmt man im Vergleich zu heute beispielsweise den Neandertaler, der in belastenden Situationen einfach loszog und den Stress bei der Jagd oder beim »Schwingen der Keule« abbaute, so schneiden wir deutlich schlechter ab und bleiben auf unserem Stress sitzen, da uns diese Möglichkeiten einfach nicht gegeben sind. Da unsere Nebennieren aber darauf trainiert sind, in belastenden Situationen die sogenannten Stresshormone wie Adrenalin, Noradrenalin und Cortisol auszuschütten, werden diese trotzdem ausgeschüttet und lagern sich in unserer Muskulatur ein. Da wir dem Stress aber nicht, wie der Neandertaler, zeitnah Luft machen können,

können die Stresshormone nicht abgebaut werden – und so kommt es, dass die Muskeln verhärten und wir an Verspannungen leiden.

Herzprobleme und Bluthochdruck

Ständiger Stress führt zu erhöhtem Blutdruck, erhöhtem Puls und natürlich zu erhöhten Blutfettwerten. Der Konsum von Tabak, Alkohol und Fastfood verdoppelt dieses Risiko und führt auf direktem Wege zu Herz-Kreislauf-Erkrankungen.

Magenprobleme

Wer kennt sie nicht? Sprüche wie: »Das liegt mir im Magen!« Oder: »Das schlägt mir auf den Magen.« Oder: »Ist dir eine Laus über die Leber gelaufen?« Jeder kennt diese Sprüche und führt sie direkt auf Ärger und Stress zurück. Das Problem, dass Stress uns auf den Magen schlägt, ist also allgemein bekannt, aber niemand tut etwas dagegen.

Tinnitus

Tinnitus aurium (lat. *»das Klingeln der Ohren«*) oder kurz Tinnitus bezeichnet ein Symptom (teilweise wird auch von einem Syndrom gesprochen), bei dem der Betroffene Geräusche wahrnimmt, die in den meisten Fällen keine äußere, für andere Personen wahrzunehmende Quelle besitzen. Die Ursachen sind Durchblutungsstörungen, Schädigungen des Innenohrs, des Hörnervs oder auch des Hörzentrums. Auch Verspannungen und Fehlstellungen des Kiefers und der Zähne können Ursachen hierfür sein. Meistens jedoch wird

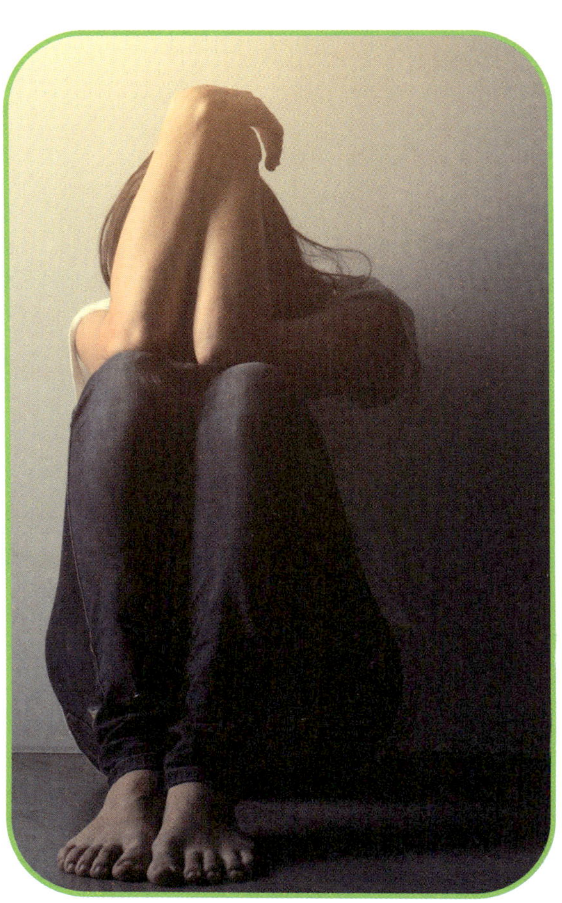

ein Tinnitus hervorgerufen durch extremen Stress und starke psychische Belastung.

Depressionen

Daueranspannung, Dauerstress, Freudlosigkeit, Antriebslosigkeit, Minderwertigkeitsgefühle, Schuldgefühle, Niedergeschlagenheit und eine generelle »Null-Bock-Stimmung« können die Auslöser bzw. die ersten Anzeichen einer depressiven Verstimmung sein. Diese können sich dann in folgenden körperlichen Anzeichen darstellen: Schmerzen, Verdauungsprobleme, Erschöpfung und Schlafstörungen.

In diesem Fall empfehle ich auch nach 30-jähriger Erfahrung jedem von euch, einen Facharzt aufzusuchen und nicht an euch selbst »herumzudoktern«.

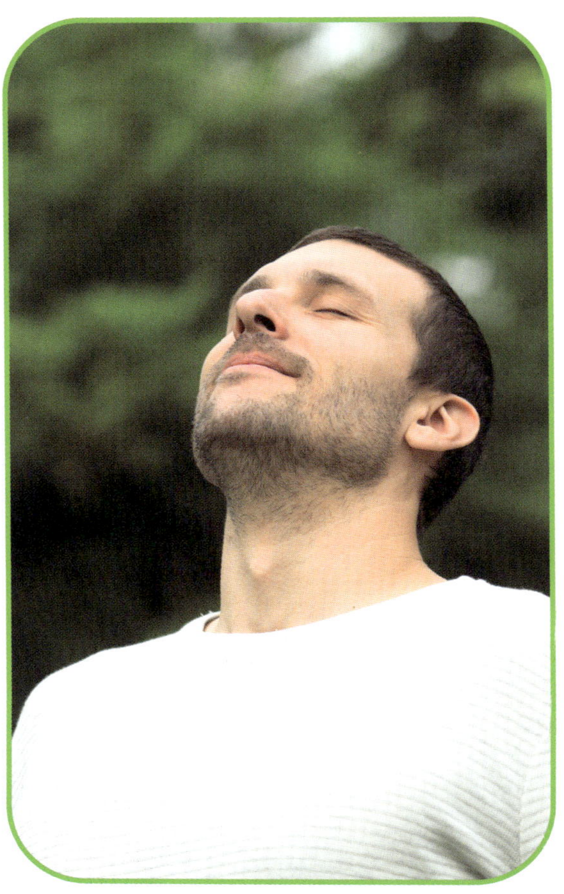

Was kann man gegen all dies tun?

Solange keine gravierenden medizinischen Einwände bestehen, sollte die Methode immer Entspannung heißen. Wie und womit, zeige ich euch auf den folgenden Seiten.

Die Akupressurmatte

oder

Traditionelle chinesische Medizin (TCM) trifft auf Innovation

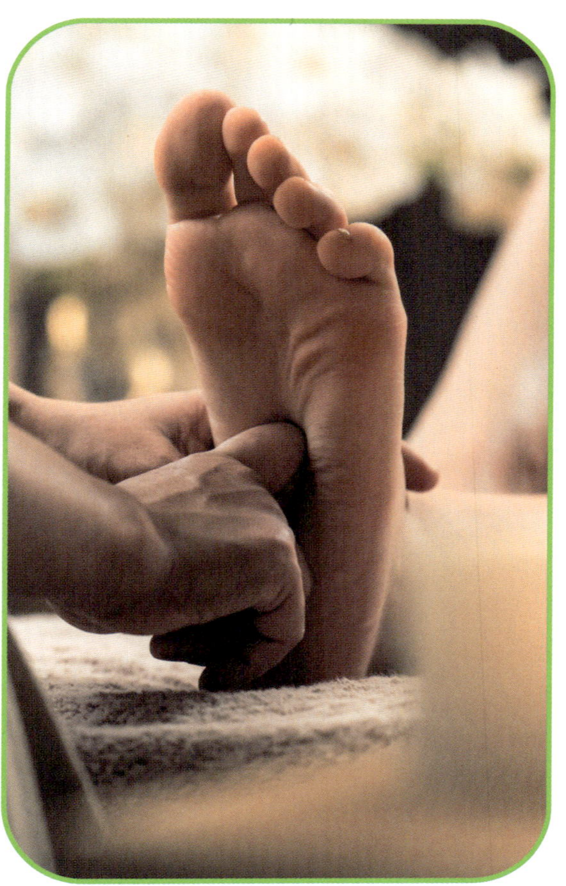

Die alte Kunst der Akupressur

Bevor wir zur Matte kommen, möchte ich ein paar Worte zur Akupressur selbst verlieren. Die Akupressur wird seit Jahrtausenden in China angewendet und verwendet dieselben Prinzipien wie die Akupunktur, um Entspannung und Wohlbefinden im Körper zu fördern. Manchmal als Druckakupunktur bezeichnet, wird Akupressur oft einfach als Akupunktur ohne Nadeln angesehen. Aber was genau ist Akupressur und wie funktioniert sie?

Akupressur ist nur eine von mehreren asiatischen Körpertherapien, die in der traditionellen chinesischen Medizin (TCM) verwurzelt sind. Beispiele für andere asiatische

Körpertherapien sind beispielsweise medizinisches Taijiquan, Qigong und die Massageform Tuina. Die manuelle Therapie Shiatsu ist die japanische Form der Akupressur, deren Wurzeln aus der Tuina-Massage stammen.

Die traditionelle chinesische Medizintheorie beschreibt spezielle (rund 400) Akupunkturpunkte oder Akupressurpunkte, die entlang von Meridianen (Energie-Leitbahnen) oder Kanälen in deinem Körper liegen. Dies sind im Übrigen die gleichen Energiemeridiane und -akupunkturpunkte wie diejenigen, auf die die Akupunktur abzielt. Es wird angenommen, dass durch diese unsichtbaren Kanäle Lebensenergie fließt – oder eine Lebenskraft, die Qi (ch'i) genannt wird.

Es wird auch angenommen, dass diese zwölf Hauptmeridiane bestimmte Organe oder Netzwerke von Organen verbinden und ein Kommunikationssystem in deinem gesamten Körper organisieren. Die Meridiane beginnen an deinen Fingerspitzen, schließen an dein Gehirn an und schließen dann an ein Organ an, das mit einem bestimmten Meridian verbunden ist. Nach dieser Theorie kann es zu Krankheiten kommen, wenn einer dieser Meridiane blockiert ist oder aus dem Gleichgewicht gerät. Akupressur und Akupunktur gehören zur traditionellen chinesischen Medizin (TCM), die zur Wiederherstellung des Gleichgewichts beitragen soll.

Akupressur wird in der Regel mit Daumen oder Zeigefinger an bestimmten »Triggerpunkten« des Körpers angewendet. Auf der physischen Ebene beeinflusst Akupressur die Muskelspannung, die Durchblutung und andere physiologische Parameter in unserem Körper. Die traditionelle chinesische Medizin (TCM) glaubt jedoch, dass durch die Stimulierung dieser »Triggerpunkte« Energie freigesetzt oder Qi freigesetzt wird, was zu Gesundheit und Heilung führt.

Forscher stellten fest, dass sowohl Akupressur als auch Akupunktur den Körper dazu veranlassen, Endorphine und Monoamine (Transporter in den Zellen) freisetzen, Chemikalien, die Schmerzsignale im Rückenmark und im Gehirn blockieren. Das Endorphinsystem besteht aus Chemikalien, die die Aktivität einer Gruppe von Nervenzellen im Gehirn regulieren, die Muskeln entspannen, Schmerzen lindern und Panik und Angst reduzieren.

Das System kann auch den Blutdruck senken und die Arbeitsbelastung des Herzens verringern. Die alten »Berührungstherapien«, zu denen auch die Akupressur zählt, können auch die Ausschüttung weiterer Hormone auslösen, darunter Serotonin, ein Gewebshormon und Neurotransmitter, mit dem du dich ruhig und gelassen fühlst, sowie die entzündungshemmende Chemikalie Cortisol, ein Stresshormon, das abbauende Stoffwechselvorgänge aktiviert und so dem Körper energiereiche Verbindungen zur Verfügung stellt.

Die Akupressurpunkte (ungefähr 1.500) liegen alle entlang der Meridiane. Wenn der Akupressur-Therapeut/-Masseur einen dieser Punkte berührt, bezieht er sich auf einen anderen Körperteil. Zum Beispiel wird ein Punkt auf deinem zweiten Zeh zur Behandlung von Kopf- und Zahnschmerzen verwendet. Ein Punkt in der Nähe deines Ellbogens stärkt das Immunsystem. Während der Behandlung wird jeder Punkt mit den Fingerspitzen oder dem Daumen ein bis drei Minuten lang mit gleichmäßigem Druck gehalten. Wenn der Akupressurpunkt empfindlich ist, zeigt dies an, dass der Meridian (Energiepfad oder -kanal) blockiert ist. Während der Behandlung sollte diese Empfindlichkeit nachlassen, wenn der Kanal entsperrt wird und die Energie wieder frei fließt.

Was macht nun die Akupressurmatte aus?

Der Fakir von heute sitzt nicht mehr auf dem indischen Nagelbrett aus Holz und Metall, sondern auf einer Matte aus Baumwolle mit »Nägeln« aus Kunststoff. Je nach Hersteller haben die Matten zwischen 3500 bis hin zu über 9000 kleine Spitzen. Durch die große Anzahl an Akupressurpunkten auf der Matte wird sichergestellt, dass immer ein Akupressurpunkt gedrückt wird, was schließlich zu einem »Wohlfühlmoment« führt.

Im Übrigen gilt: Je empfindlicher man ist, desto höher sollte die Anzahl der »Spitzen« sein, je geübter man ist, desto weniger Spitzen.

Auf dem Wellness- und Fitnessmarkt wird die Matte unter den verschiedensten Namen angeboten. Beispiele hierfür sind: die Shaktimat, die Yantramatte oder auch Nagelmatte. Sie unterscheiden sich im Wesentlichen durch ihre Größe und die Qualität, wobei ich persönlich zwei Favoriten habe, weil sie nachhaltig und fair hergestellt werden.

Alle Matten wirken nach dem gleichen Prinzip, durch die sogenannte Akupressur. Die auf der Matte befestigten Kunststoffringe stimulieren mit ihren Spitzen die Akupressurpunkte des Körpers. Durch die an das Gehirn gesendeten Impulse werden im Körper Endorphine und Oxytocin ausgeschüttet, die auch als »Glückshormone« bekannt sind. Zugleich setzt die wohltuende Entspannung ein.

Die Akupressurmatte kann vielfältige positive Wirkungen entfalten: Schmerzen lindern und Verspannungen lösen, Stress auflösen, für eine tiefe Entspannung sorgen und für allgemeines Wohlbefinden. Außerdem kann sie Entzündungen hemmen und den Stoffwechsel fördern.

Anwendung der Matte

Die Anwendung ist mehr als einfach: Man legt sich einfach auf die Matte. Am Anfang empfehle ich nicht den direkten Kontakt der Matte mit der nackten Haut, lasse eher die Hose und das T-Shirt an und mach dich erst einmal mit der Matte vertraut. Am Anfang reichen zudem 10 bis 20 Minuten aus, erst später können es gerne auch mal bis zu 40 Minuten sein, um den Entspannungszustand zu genießen. Je regelmäßiger die Matte genutzt wird, desto besser und schneller ist im Übrigen die Wirkung.

Mache dich erst einmal mit der Akupressurmatte vertraut und stelle dich abwechselnd mit den Füßen darauf.

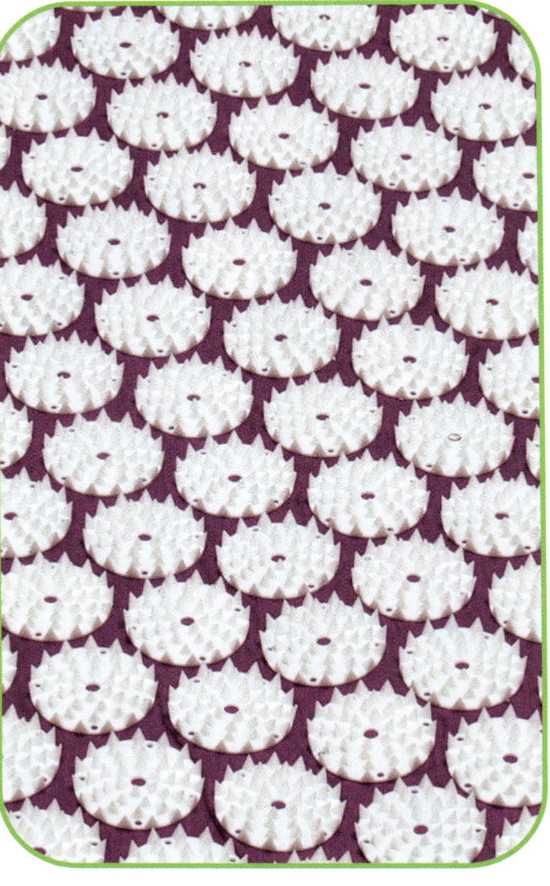

FÜSSE

Stelle dich barfuß auf die Matte und erlebe bewusst das Gefühl der Akupressurspitzen.

Effekt

Diese Position verbessert den Blutkreislauf, stimuliert den Stoffwechsel und baut Spannungen ab.

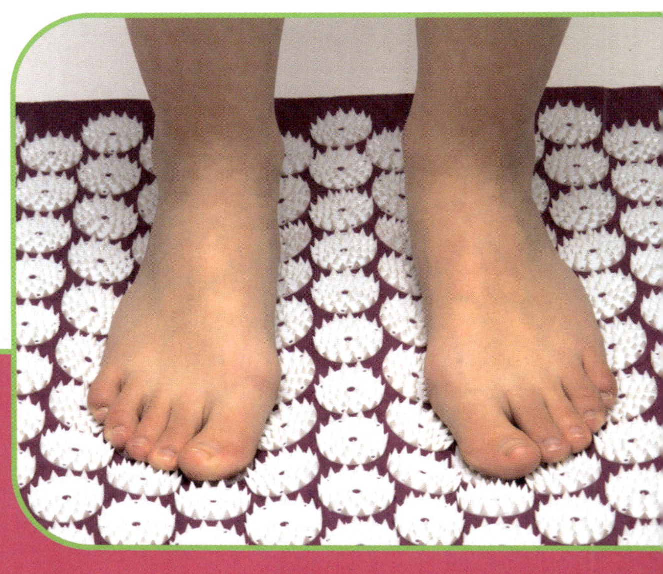

RÜCKEN

Wenn du mit dem Lendenbereich auf deiner Yantramatte liegen möchtest, strecke hierzu entweder die Beine lang auf dem Boden aus oder stelle deine Fersen gegen dein Gesäß. Ich empfehle dir hierbei, dir ein kleines Kissen unter den Nacken zu legen, wenn es dir zusätzlich guttut.

Effekt

Diese Position kann deine Akupressurpunkte und Nerven entlang der Wirbelsäure stimulieren

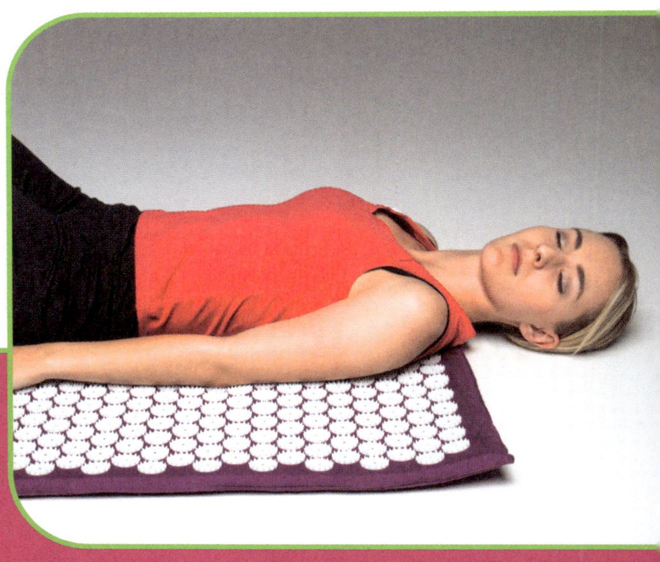

KIEFER

Lege deine Wange vorsichtig auf die Matte. Zunächst empfiehlt sich die Verwendung eines sehr dünnen Tuches zwischen Gesicht und Matte. Nach einigen Behandlungen kannst du auf dieses Tuch verzichten.

Effekt

Diese Position löst die Spannungen im Kiefer und in deinem Gesicht. Das Kiefergelenk spielt eine sehr zentrale Rolle im Körper, es beeinflusst das Skelett, die Muskulatur, das Nervensystem und ist das Bindeglied zwischen Kopf und Wirbelsäule. Spannungen in der Kiefermuskulatur können die Position des

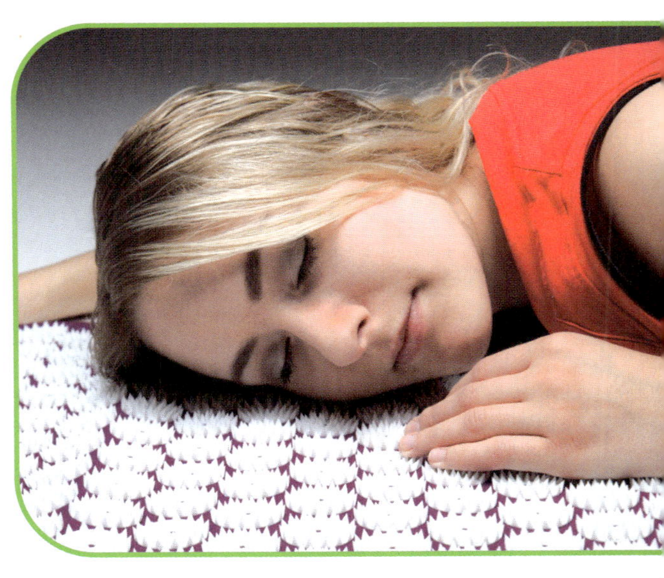

Kiefergelenkes verändern und nehmen damit Einfluss auf die Wirbelsäule. Häufige Krankheitsbilder, zu denen Tinnitus, eine verspannte Nacken- und Schultermuskulatur, Sehschwierigkeiten, Lernprobleme oder chronische Müdigkeit gehören, lassen sich bei regelmäßiger Anwendung lösen.

BAUCH

Lege dich mit dem Bauch auf die Matte und lasse die Arme links und rechts vom Körper liegen oder verschränke sie unter deinem Kopf (wenn du einen gesunden Rücken hast).

Effekt

Diese Position kann Spannungen im Zwerchfell, der Atemmuskulatur und im unteren und oberen Bauch lösen.

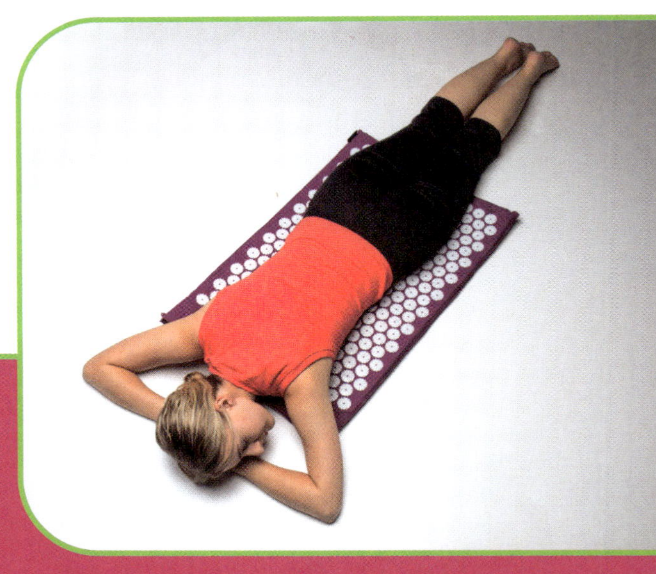

GESÄSS

Lege die Matte unter dein Gesäß. Ich empfehle dir, am Anfang ein Tuch unterzulegen oder eine dünne Hose anzuhaben. Sobald du dich an die Matte gewöhnt hast, wirst du die Akupunkturspitzen auch ohne das Tuch oder eine Hose tolerieren, was den Effekt der Entspannung verstärkt.

Effekt

Neben der Stabilität für den Lendenwirbel- und Gesäßbereich wirst du schnell die angenehme Entspannung erleben. Das Gesäß ist oft verspannt, und daher ist es wichtig, auf diese Weise die Gesäßmuskulatur zu entspannen.

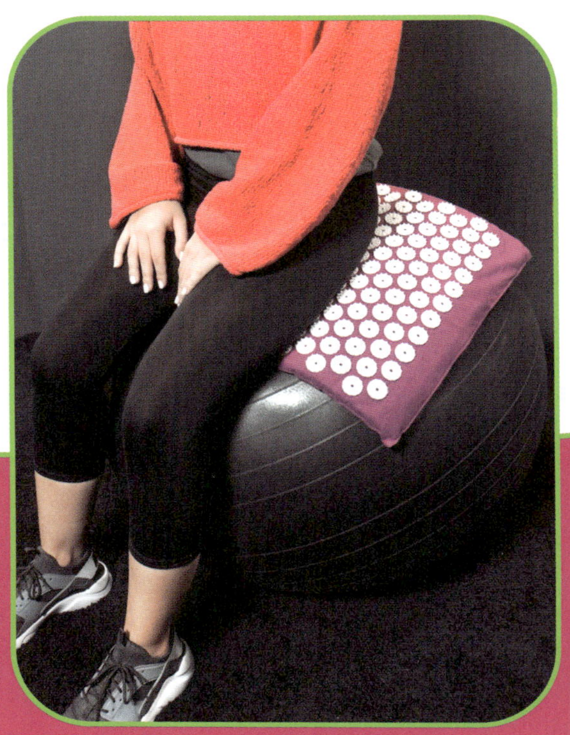

OBERSCHENKEL

Leg dich abwechselnd auf den linken und auf den rechten Oberschenkel und achte immer darauf, dass du bequem liegst und nirgendwo ein Spannungsschmerz herrscht.

Effekt

Die Durchblutung der Haut wird aktiviert, die Sauerstoffzufuhr erhöht und so ganz nebenbei auch der Stoffwechsel in den Fettzellen. Die Haut wirkt dadurch straffer und frischer.

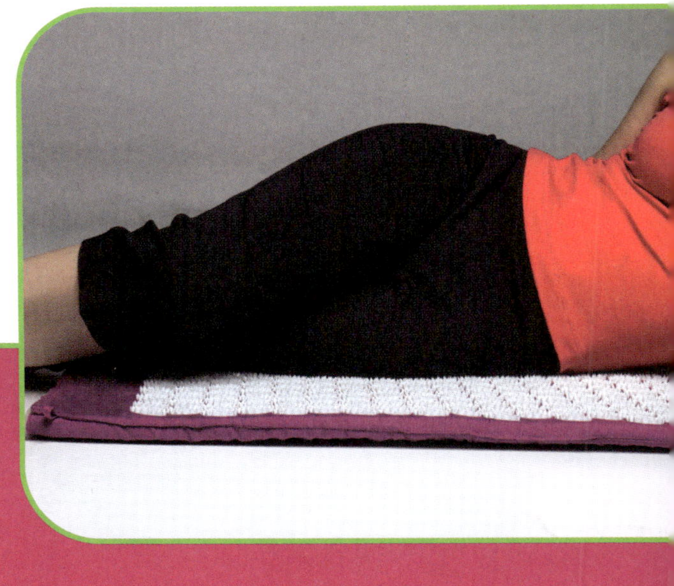

UNTERER RÜCKEN

Lege dich zunächst mit dem gesamten Rücken und dem Gesäß auf deine Matte, lasse die Arme seitlich von dir liegen und stelle ruhig ein Bein auf, wenn dir das angenehm erscheint.

Effekt

Häufig stecken hinter Rückenschmerzen eigentlich Schmerzen im Gesäß. Da die Schmerzen ausstrahlen können, wird der ursprüngliche Herd hierfür häufig zu spät erkannt. Spannungen werden bei dieser Übung schnell gelöst und alles wird besser durchblutet.

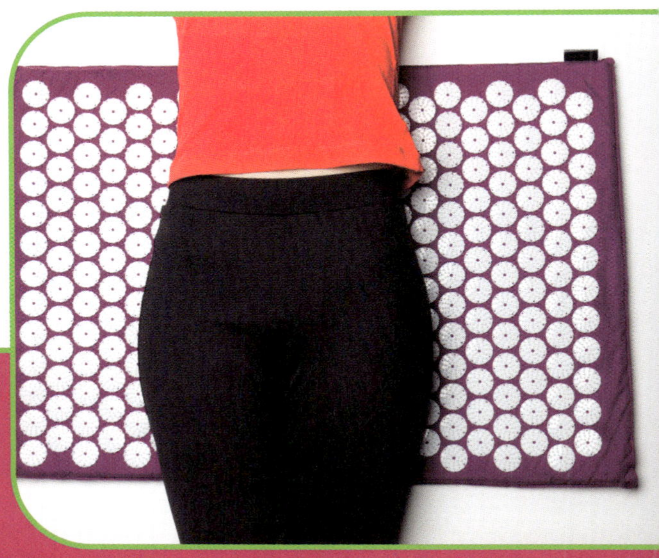

NACKEN

Rolle deine Yantramatte zu einer Rolle zusammen und lege dich mit dem Nacken darauf, so dass auch der untere Schädelknochen davon gestützt wird.

Effekt

Ein häufiges Problem von Nackenschmerzen sind – neben einer falschen Sitzhaltung – auch oft Zugluft und eine generelle schlechte Körperhaltung. Auch bei dieser Übung wird das allgemeine Wohlbefinden entscheidend verbessert. Bitte achte auf die Höhe der Matte, denn es darf nicht zu Spannungsschmerzen kommen. Probiere aus, welche Höhe du als angenehm empfindest.

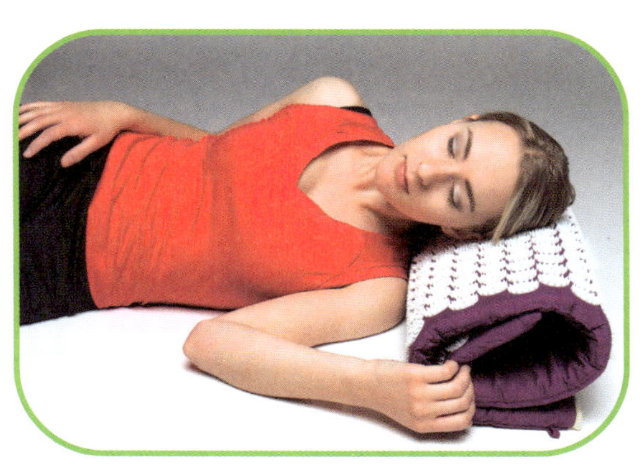

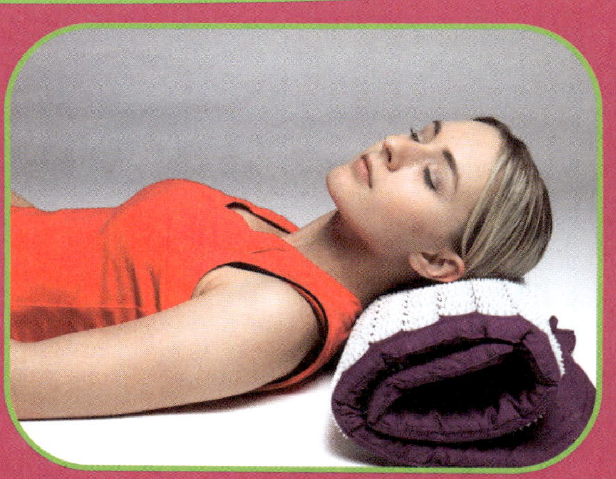

Die Powerkombi

oder

Die Akupressurmatte trifft Autogenes Training und Co.

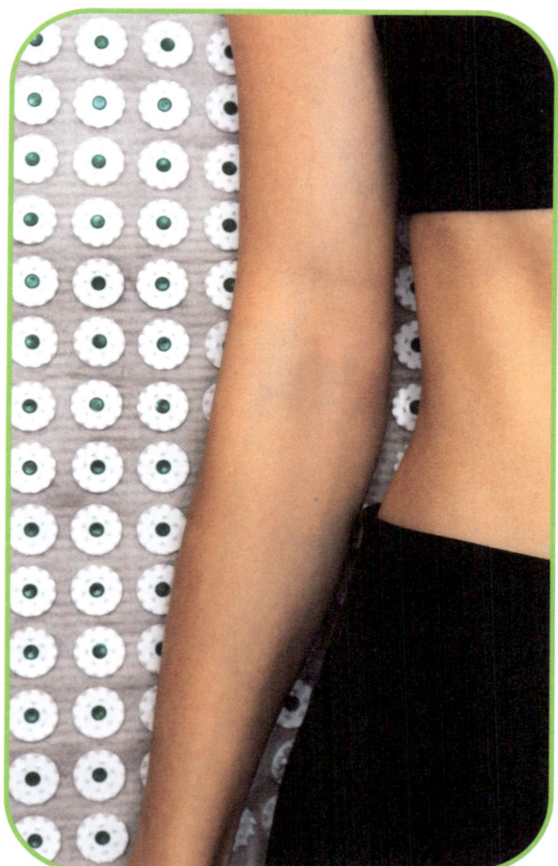

Warum jetzt noch Autogenes Training und Co?, wirst du dich vielleicht fragen. Ganz einfach: Weil es mit der Kombination aus Akupressurmatte und klassischer Entspannungsmethode viel einfacher ist, in die Entspannung zu kommen. Denn in meinen Kursen für Autogenes Training treffe ich immer wieder auf Menschen, bei denen es schier nicht wirken will. Ebenso ergeht es mir bei meinen Kursen zur progressiven Muskelentspannung. Nun empfinde ich das nicht als Problem, da ich den Teilnehmern in einem solchen Fall auch einen Kurswechsel anbieten kann. Nicht jede Entspannungsmethode wirkt bei jedem, aber jeder kann seine Entspannungsmethode finden und dann anwenden.

Doch es gibt auch noch eine andere Lösung: Wenn ich hingehe und setze die Akupressurmatte als zusätzliche Hilfe zum Entspannen ein, ist die Wahrscheinlichkeit, schnell und ohne Anstrengung in die Entspannung zu kommen, um ein Vielfaches höher. Das Feedback meiner Kursteilnehmer zeigt mir immer wieder, dass die Kombination von Akupressurmatte und klassischer Entspannungsmethode viel schneller hilft, in die Entspannung zu kommen und man sich auch besser auf die eigentliche Methode einlassen kann. Deshalb sollte jeder diese einfache und schnelle Kombination ausprobieren. Und damit das einfach geht, habe ich die klassischen Entspannungsmethoden gleich mit reingepackt ins Buch. Los geht's mit dem Autogenen Training:

Autogenes Training (AT) und Akupressurmatte

Der Begründer des Autogenen Trainings war der Berliner Psychiater Prof. Johannes Heinrich Schultz (1884-1970). Er beschäftigte sich zunächst ausführlich mit Hypnose und setzte sie in seinem Hypnoseinstitut erfolgreich zur Heilung ein. Dabei studierte er genau die Abläufe, die sich während der Hypnosesitzung im Körper der Patienten abspielten. In den 1920er-Jahren fand er heraus, dass der Patient sich mit entsprechender Übung auch selbst in den Zustand der tiefen, tranceartigen Entspannung versetzen und die Schwere und Wärme in seinem Körper erleben konnte. Außerdem beobachtete er positive Effekte bei der Behandlung von bestimmten

Körperstellen mit Wärme bzw. Kälte und leitete daraus weitere Formeln für das Autogene Training ab.

Der Begriff *autogen* kommt aus dem Griechischen und bedeutet »selbsttätig«. Mit dem Begriff »Autogenes Training« ist also, verständlich erklärt, gemeint, dass während eines »selbsttätigen« Trainings durch einen äußeren Anstoß ein innerer Vorgang ausgelöst wird. Der Anstoß für die innere Entspannung wird durch einfache Formeln gegeben, die der Übende sich selbst im Geiste vorspricht. Beim Autogenen Training geht es also darum, eine einfache Form der Selbsthypnose zu erlernen, in der man sich selbst einen »Auftrag« erteilt (die sogenannte positive Formulierung).

Alle Übungen des Trainings bauen gezielt aufeinander auf, haben aber auch im Einzelnen ihren Wert und ihre Wirkung.

Die **Unterstufenübungen** umfassen die **Ruheformel** und folgende 6 Formeln:

- Schwere-Übung
- Wärme-Übung
- Atem-Übung
- Herz-Übung
- Sonnengeflecht-Übung
- Stirnkühle-Übung

Auf diesen Übungen baut auch die **Technik für die Akupressurmatten-Entspannung auf, hier** in einer Kurzform dargestellt. Diese **Kurzform** besteht aus der

Ruhe,

Schwere-,

Wärmeübung

sowie der anschließenden **Rücknahme**.

Die Ruheformel lautet:

»Ich bin ganz ruhig.«

Dies ist die erste Formel, mit der der Übende bekannt gemacht wird. Das Ruheerlebnis soll nicht erzwungen werden, sondern es soll abgewartet werden, bis sich die Ruhe von selbst einstellt.

Bei meinen »Kollegen« liest oder lernst du jetzt Folgendes:

- die Vorstellung eines schönen Ortes,
- eine entspannende Situation aus der Vergangenheit oder
- die Vorstellung eines entspannten Urlaubsortes.

Probiere ruhig alles aus und schaue, was bei dir am besten funktioniert. Ich persönlich habe mit folgender Übung die besten Ergebnisse erzielt und unterrichte diese auch ausschließlich.

»Ich bin ganz ruhig.«

Konzentriere dich auf diesen Satz, indem du ihn innerlich ganz langsam aussprichst. Wiederhole das drei Mal.

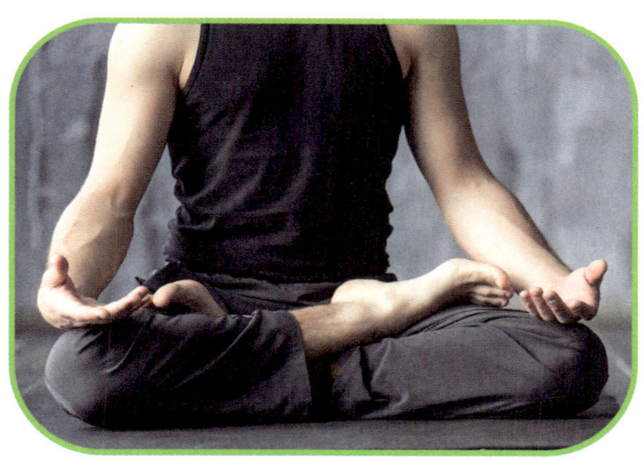

Die Schwereformel

Die Schwereformel »**Mein rechter Arm ist schwer, ganz schwer**« ist die zweite Formel und zielt vorwiegend auf die Muskelentspannung ab.

Bei Linkshändern ist der Beginn mit dem linken Arm möglich. Alternativ kann man auch folgende Formulierungen benutzen:

Mein rechter/linker Arm ist angenehm schwer.

Beide Arme sind schwer.

Beide Arme und Hände sind schwer, ganz schwer.

Später auch: Beine und Arme sind schwer, ganz schwer oder angenehm schwer.

Sage:

- Mein rechter Arm ist schwer.
  (5- bis 7-mal wiederholen)

- Mein linker Arm ist schwer.
  (5- bis 7-mal wiederholen)

- Beide Beine sind schwer.
  (5- bis 7-mal wiederholen)

Die Wärmeformel

»**Mein rechter Arm ist warm**« ist die dritte Formel. Die Wärmeformel zielt bewusst auf eine Gefäßentspannung hin, auch periphere Gefäßentspannung genannt.

Unterstützende Bilder können sein:

- Die Vorstellung, dass die Sonne auf die Arme scheint.
- Die Vorstellung von Geborgenheit.

- Die Vorstellung, dass beim Ausatmen eine warme Welle in den Arm hineinfließt.

Formulierungsalternativen:

- Mein rechter (linker) Arm ist ganz wohlig/angenehm warm.
- Beide Arme sind ganz warm.

Sage dir – jeweils sechs Mal – diese Sätze vor:

»Mein rechter Arm ist ganz schwer.« (Linkshänder beginnen mit links: »Mein linker Arm ist ganz schwer.«)

»Mein rechtes Bein ist ganz schwer.« (Linkshänder beginnen wieder mit links: »Mein linkes Bein ist ganz schwer.«)

Abschließend kannst du zusammenfassen:

»Meine Arme und Beine sind ganz schwer.«

Die Formeln der Ruhe, Schwere und Wärme bilden den Grundstock des Autogenen Trainings.

Wichtig: Beim Autogenen Training suggerierst du deinem Körper, dass deine Arme und Beine bereits ganz schwer bzw. warm sind. Denke deshalb nicht, dass deine Glieder schwerer werden, vielmehr ist es eine Übung zur Selbstentspannung. Verneinungen jedoch wie »Meine Arme sind nicht mehr kalt« oder »Ich friere nicht mehr« würde der Körper falsch verstehen. Die Formulierung »Meine Arme und Beine sind ganz warm« also bitte unbedingt beibehalten!

Die Rücknahme

Im Autogenen Training wird mit der Vorstellungskraft und den Gedanken gearbeitet. Diese zweifellos angenehmen Erfahrungen bringen aber auch körperliche, sogenannte biochemische Prozesse mit sich, die zwar nach einigen Stunden verschwinden, jedoch bleibt zu beachten, dass das kontrollierte Eintreten in die Entspannung/Suggestion selbstverständlich auch ein kontrolliertes Austreten daraus erfordert.

Die Rücknahme ist denkbar einfach – dabei ist aber die Reihenfolge unbedingt zu beachten!

Arme fest

Deine Arme sollen energisch gestreckt und gebeugt werden. Dabei müssen die Muskeln der Arme sich an- und wieder entspannen. Atme tief durch und bewege dabei spürbar deine Brust und deinen Bauch. Öffne nun langsam deine Augen.

»Arme fest – tief atmen – Augen auf«

– ist also der Merksatz für das Zurücknehmen. Lasse dir hierfür unbedingt genügend Zeit. Wenn du deine Augen geöffnet hast, solltest du genügend Ruhe bewahren und dich nicht hastig bewegen oder zu schnell aufstehen.

Bewusstes Atmen und Akupressurmatte

Die zweite Entspannungstechnik, auf die ich kurz eingehen möchte an dieser Stelle, ist das bewusste Atmen.

Das bewusste Atmen gehört zu den am einfachsten und effektivsten Entspannungsmethoden überhaupt.

Jeder von uns kennt sicherlich die folgende Situation: Es läuft ein spannender Film im Kino oder TV. Die Filmheldin oder der Held hat eine besonders spannende Situation heil überstanden und du atmest unwillkürlich tief durch. Das geschieht vollkommen unbewusst. – Genauso könntest du deinen Atem bewusst regulieren, um in angespannten, also stressigen Situationen zu entspannen. Das lässt sich leicht erlernen.

Lege dich bequem auf deine Akupressurmatte und schließe deine Augen. Gedanken kommen und gehen, konzentriere dich nur auf dich selbst.

Beobachte nun, wie dein Atem ein- und ausströmt und verfolge ihn durch deinen ganzen Körper.

Achte darauf, dass du nicht nur in die Brust, sondern tief in den Bauch (das Zwerchfell) atmest.

Fühle, wie dein Bauch sich hebt und senkt. Für den Anfang kannst du auch eine Hand auf deinen Bauch legen, um die Bewegungen deines Atems bewusst zu spüren.

Versuche nun, folgenden Rhythmus zu finden:

Atme vier Sekunden tief durch die Nase ein, halte ein bis zwei Sekunden deinen Atem an und zähle im Kopf sechs Sekunden, in denen du langsam durch den Mund ausatmest.

Störende Gedanken werden hierbei direkt aus deinem Kopf geatmet. Nach nur kurzer Übungszeit wirst du die ungemein beruhigende Wirkung feststellen. Setze dieses bewusste Atmen in hektischen und kritischen Situation ein und du wirst überrascht sein, wie schnell du gelöst und entspannt bist.

Ich hoffe, du bist mir bis hierher gefolgt und hast noch Interesse, die dritte Technik kennenzulernen, bevor du mit der Akupressurmatte und deiner »Entspannung pur« beginnen kannst.

Progressive Muskelentspannung und Akupressurmatte

Die dritte Technik, die ich dir vorstellen möchte, nennt sich progressive Muskelentspannung. Die Progressive Muskelrelaxation – kurz PMR oder auch Tiefen-Muskel-Entspannung genannt – wurde in den 1920er-Jahren von dem amerikanischen Arzt und Psychologen Edmund Jacobson entwickelt.

Er fand heraus, dass mit allen Gefühlen von Erregung und Unruhe eine deutliche Erhöhung der Muskelspannung (Tonus) verbunden ist. Je größer die psychische Anspannung ist, desto ausgeprägter ist auch die körperliche Anspannung. Sehr deutlich spüren wir das nach einer psychischen Belastung, wie z. B. Stress, Ärger oder Hektik, die dann zu Symptomen wie Kopfschmerzen oder Verspannungen im Schulter- und Nackenbereich führen können.

Genau bei diesem Zusammenhang zwischen psychischer und körperlicher Anspannung setzt die PMR nach Jacobson an. Du lernst dabei zunächst, dich körperlich zu entspannen und dabei die Anspannung und Verspannung der Muskulatur bewusst und kontrolliert zu lockern und zu lösen. Nach und nach gelingt es dir schließlich auch, innerlich ruhiger zu werden. Wenn deine Muskeln und dein Körper ganz entspannt und gelöst sind, tritt gleichzeitig eine innere Ruhe und Entspannung, ein Gefühl von Gelassenheit und Losgelöstsein ein.

Schritte zur Entspannung nach Jacobson

- Konzentration auf die Muskelgruppe
- **Anspannen der Muskelgruppe**
  (7 bis 10 Sekunden)
- **Entspannen der Muskelgruppe**
  (30 bis 60 Sekunden)

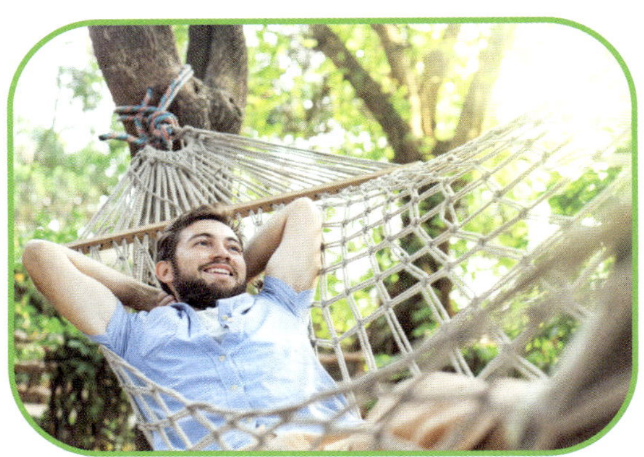

Die Übungen können im Liegen oder im Sitzen durchgeführt werden und natürlich direkt auf deiner Akupressurmatte. Und jetzt viel Spaß beim Anspannen deiner Muskeln in folgender Reihenfolge:

Die Grundform

Dauer der Übung: ca. 30 min.

1. rechte Hand – zur Faust ballen
2. linke Hand – zur Faust ballen
3. beide Hände und Arme – zur Faust ballen
4. rechtes Bein – strecken
5. linkes Bein – strecken
6. beide Beine – strecken
7. Stirn – in Falten legen

8. Augenbereich – Augen fest schließen
9. Kiefermuskulatur – Zähne zusammenbeißen
10. Lippen und Mund – Mund spitzen
11. ganzes Gesicht – Grimasse machen
12. Nacken – Kopf nach vorne beugen
13. Schultern – Schultern hochziehen
14. Bauchraum – Bauch nach außen drücken
15. ganzer Körper – Körper steif machen

Rücknahme

Das Entspannen der Muskeln in der kombinierten Form, Dauer der Übung: ca. 24 min.

1. beide Hände und Arme

2. beide Beine
3. ganzes Gesicht
4. Schultern und Nacken
5. ganzer Körper

Die Kurzform der Progressiven Muskelentspannung

Dauer der Übung: ca. 12 min.

- beide Hände
- Augenlider
- Reise durch den Körper (siehe Body Scan)
- Atemmeditation

Rücknahme

Komme nun aus der Entspannung zurück.

- Strecke und recke dich wie morgens beim Aufstehen.
- Atme tief ein und aus.
- Öffne nun deine Augen.
- Du bist nun wieder vollkommen wach und frisch.

Nimm dir nach jeder Übung ca. ein paar Minuten Zeit zur Orientierung.

Bodyscan und Akupressurmatte

Der bekannte Psychologieprofessor Jon Kabat-Zinn entwickelte diese Methode als einen Teil seines Programms, welches das Thema bewusste Entspannung ganzheitlich umfasst. Ziel des hier beschriebenen Bodyscans ist es, eine Reise durch den eigenen Körper zu erleben, bei der völlig wertfrei jede Empfindung, jede Regung und jedes Körperteil einzeln und nur im Inneren wahrgenommen – ich könnte auch sagen »abgetastet« – wird. Während eines Bodyscans können nicht nur positive Empfindungen auftreten, durchaus können auch negative Empfindungen, Emotionen, Wörter oder Bilder im Geiste auftauchen. Das ist sehr gut, denn wichtig ist nur, es anzunehmen, es ohne jegliche Wertung wahrzunehmen. Deine Aufgabe besteht darin, alle Erscheinungen wertfrei wahrzunehmen, allem, was in deinem Bewusstsein auftaucht, mit Gleichgültigkeit zu begegnen – unabhängig davon, ob du das Wahrgenommene normalerweise als gut oder schlecht bewerten würdest.

Diese Entspannungstechnik dient dazu, den Geist mit dem Körper in Einklang zu bringen und sich selbst wahrzunehmen, zu spüren, was in unserem Körper vor sich geht. Es ist ein achtsames, innerliches Abtasten des eigenen Körpers in absoluter Ruhe.

Das Programm nennt sich MBSR = Mindfulness-Based-Stress-Reduction, wobei der Bodyscan eine grundlegende Übung darstellt, was bedeutet, dass er auch separat durchgeführt werden kann, ohne sämtliche

Aspekte des gesamten Programms durchlaufen zu müssen.

Der Scan, also die Reise durch den Körper, ist vom Ablauf her recht einfach, so dass auch keine Vorkenntnisse oder gar Hilfsmittel nötig sind. Man kann auch nichts falsch machen und selbst die Reihenfolge ist völlig egal. Man sollte lediglich bereit sein, sich für die Übungen ausreichend Zeit und Ruhe zu nehmen. Also, auf die Matte und los geht's ...

Schließe deine Augen. Atme fünf Mal tief durch deine Nase in den Bauch ein und danach vollständig durch den Mund wieder aus.

Konzentriere dich nun in Gedanken auf deine Stirn. Spüre, wie sie sich anfühlt. Ist sie angespannt? Locker? Oder fühlst du vielleicht sogar Schmerzen? Falls ja, benenne diesen

Schmerz. Lasse beim nächsten Ausatmen die Anspannung entweichen und entspanne deine Stirn.

Bewege dich in deinem Geist langsam in Richtung deiner Augen. Wie fühlen sich deine Augen an? Sind sie müde, sind sie erschöpft? Oder sind sie unruhig? Entspanne deine Augen mit den nächsten drei Atemzügen.

Atme langsam weiter. Atme tief durch die Nase ein, tief bis in deinen Bauch hinein. Atme vollständig durch den Mund wieder aus.

Gehe in Gedanken zu deinem Mund und deinem Kiefer. Beobachte, wie angespannt die Muskeln in diesem Bereich sind. Lasse beim nächsten Ausatmen den Kiefer locker fallen und atme tief aus. Entspanne deinen

Mund und deinen Kiefer vollständig mit den nächsten drei Atemzügen.

Spüre jetzt den Bereich zwischen deinem Nacken und den Schultern. Konzentriere dich darauf, beim nächsten Atemzug die Luft bis tief in den Bauch einzuatmen, und lasse beim Ausatmen deine Schultern locker in Richtung deiner Füße fallen. Fühle, wie sich beim Ein- und Ausatmen dein Schlüsselbein hebt und senkt. Führe diese Atmung noch drei weitere Male durch und spüre, wie deine Schultern immer tiefer in Richtung deiner Füße sinken.

Fahre nun in Gedanken langsam erst deinen rechten und dann deinen linken Arm herab. Lass dir Zeit dabei. Gehe jeden Arm schrittweise von oben nach unten durch. Erst der Oberarm, dann der Ellbogen, dann der

Unterarm, das Handgelenk und schließlich die Finger. Atme ruhig und tief weiter. Spürst du eine Anspannung in deinen Armen? Dann lass diese Anspannung beim nächsten Ausatmen los und fühle, wie deine Arme schwerer werden.

Spüre nun die Matte, auf der du liegst. Spüre, wie du mit ihr verbunden bist. Lasse dein gesamtes Gewicht von ihr tragen. Atme tief ein und aus. Lasse mit jedem Ausatmen die Anspannung aus deinem Rücken entweichen. Lasse dich von deiner Unterlage auffangen.

Gehe nun im Geiste erst dein rechtes Bein von oben nach unten durch und dann dein linkes Bein. Fühlst du Verspannungen oder Schmerzen? Benenne diese Gefühle im Geiste und wiederhole sie immer wieder. Atme tief ein und aus. Fühle, wie deine Beine locker und schwer werden.

Richte deine Gedanken und deinen Atem nun auch in deine Füße. Spüre und ertaste jeden einzelnen Zeh, lasse deinen Atem durch sie fließen und atme die Last, die sie täglich tragen, wieder durch den Mund aus. Spüre dabei, wie sich deine Fersen leicht anfühlen auf deiner Unterlage.

Atme einfach. Atme. Lass los. Gehe im Geiste noch einmal die Stationen deines Bodyscans durch und spüre, ob sich dort wieder Verspannungen angesammelt haben. Falls ja, lass sie einfach beim nächsten Ausatmen entweichen.

Gehe in Gedanken zu deiner Stirn, deinen Augen, deinem Mund und Kiefer, deinem Nacken und deinen Schultern, deinen Armen, deinem Rücken und deinen Beinen. Spüre das Gewicht deines Körpers auf der Unterlage. Atme tief ein und aus.

Suche dir jetzt einen Ort in deinem Körper, an dem du dich ganz und gar wohlfühlst, und lasse dir dabei Zeit. Wenn du deine beruhigende Stelle gefunden hast, richte deine Aufmerksamkeit nur darauf und koste das wohlige Gefühl aus, genieße es. Versuche, das angenehme Erleben mit ein paar Worten zu beschreiben, wie zum Beispiel: »Dort ist es warm, ruhig, weit (vielleicht hast du ja auch ein ganz anderes Wort dafür).« Wie ist die Stimmung an diesem Ort? Tauchen vielleicht Bilder oder eine Erinnerung auf? Du kannst dich auch fragen, was das Beste an diesem Ort ist. Genieße das angenehme Erleben, ohne etwas zu tun. Komme in der Mitte deines guten Gefühls zur Ruhe, bade darin, verweile darin, so lange wie du magst.

Du kannst jederzeit die PAUSE-Taste drücken, wenn du mehr Zeit benötigst. Bevor du wieder ins Hier und Jetzt zurückkehrst, merke dir deinen guten Ort im Körper, wo du dich auch im Alltag wiederfinden kannst.

Beende die Übung dann langsam und in deinem Tempo. Strecke dich kraftvoll und öffne die Augen, lächle zufrieden …

Jetzt wünsche ich euch viel Spaß, Entspannung und ein Lächeln auf euren Lippen bei der Durchführung der verschiedenen Entspannungstechniken auf eurer Akupressurmatte!

Über den Autor

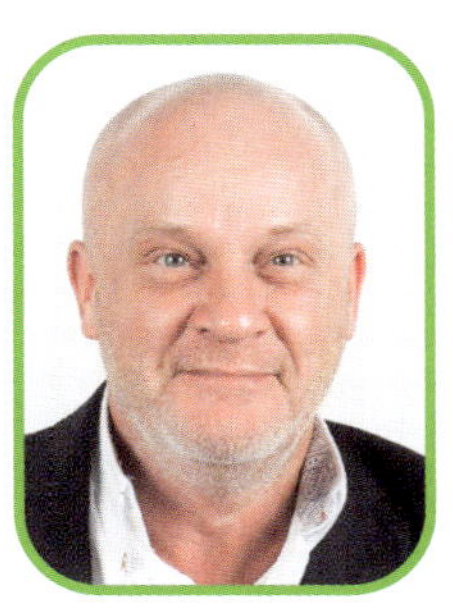

Seit über 30 Jahren beschäftigt sich der Autor Klaus G. Lieg mit dem Thema psychische Belastung und mit verschiedensten Entspannungstechniken wie Achtsamkeit, PEP oder Yoga. Er gibt Kurse und Workshops, bildet Kursleiter und Therapeuten aus und gibt Seminare an Hochschulen und arbeitet im Betrieblichen Gesundheitsmanagement (BGM) zum Thema psychische Belastungen am Arbeitsplatz.

Kontakt

Beratung & Coaching Koblenz

Praxis für Veränderungs- und Emotions-Coaching

Moselweißer Straße 25
56073 Koblenz

www.beratung-coaching-koblenz.de

Bildnachweise:
© fizkes (S.14); © Stanislaw Mikulski (S.19); © Antonio Guillem S.(21); © Kzenon (S.24); © 22Images Studio (S.54); © ZephyrMedia (S.62); © Mila Supinskaya Glashchenko (S.75); www.shutterstock.com
© Dennis Spohr (S. 35-51 + Coverfoto); www.coachy.net

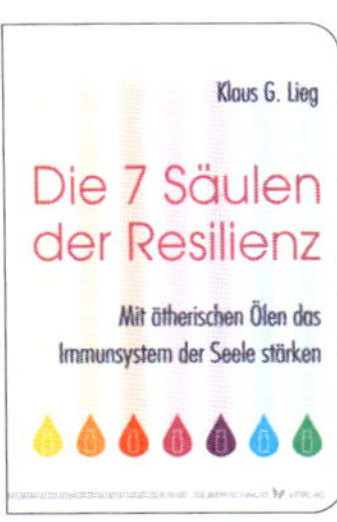

Klaus G. Lieg

Die 7 Säulen der Resilienz

Mit ätherischen Ölen das Immunsystem der Seele stärken

Der erfahrene systemische Psychologe und Emotionsregulationstherapeut Klaus G. Lieg stellt in diesem Buch die 7 Säulen der Resilienz in Verbindung mit der Aromatherapie vor – eine Methode, die es dir ermöglicht, eine größere Belastbarkeit und innere Stärke zu entwickeln. Mithilfe der innovativen Kombination aus bewährten psychologischen Übungen und ätherischen Ölen gelingt es dir, Krisen zu bewältigen, flexibel auf wechselnde Anforderungen zu reagieren und stressreiche, frustrierende oder belastende Situationen souverän zu meistern.

96 Seiten, 2-farbig, bros., abgerundete Ecken · ISBN 978-3-89845-665-4

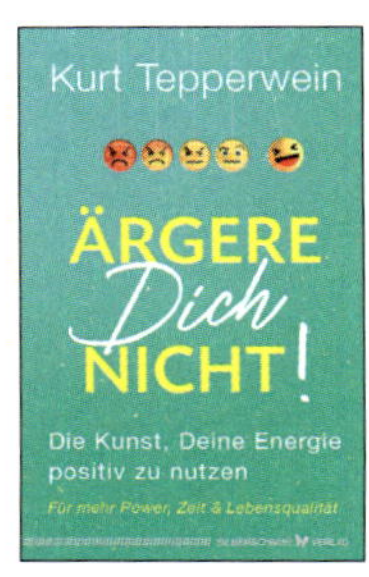

Kurt Tepperwein

Ärgere Dich nicht!

Die Kunst, Deine Energie positiv zu nutzen. Für mehr Power, Zeit & Lebensqualität

Ärger ist der Stressfaktor Nr. 1 in unserer Gesellschaft und belastet uns enorm. Doch Kurt Tepperwein zeigt Ihnen, wie Sie die wahren Ursachen von Ärger verstehen und ihn loslassen können. Mit praktischen Methoden gewinnen Sie innere Ruhe und Lebensqualität zurück. Lassen Sie Wut und Ärger einfach hinter sich! Weniger Ärger, mehr Leben!

128 Seiten, 2-farbig broschiert · ISBN 978-3-96933-103-3

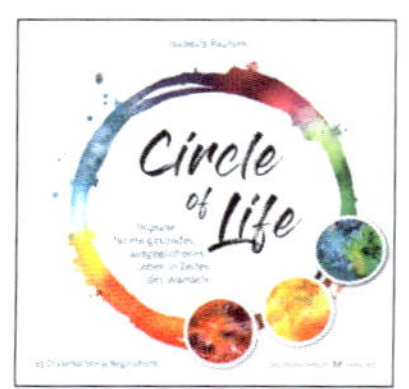

Isabella Paulsen

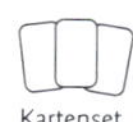

Circle of Life

Impulse für ein gesundes, ausgeglichenes Leben in Zeiten des Wandels

Einzigartige Orakelkarten, die dich inspirieren und sanft durch jeden Wandel im Leben begleiten. Sehnst du dich nach einer tieferen Verbindung zu den Zyklen des Lebens? Dieses wunderschöne Kartendeck aus 45 farbvollen kreisrunden Karten bildet die Wandlungsphasen der Traditionellen Chinesischen Medizin ab. Sie helfen dir dabei, tiefe Einblicke zu gewinnen für dich, deine Rituale und das Zusammensein mit anderen.

45 Karten, mit 136 Seiten Begleitbuch, broschiert, in Box · ISBN 978-3-96933-087-6

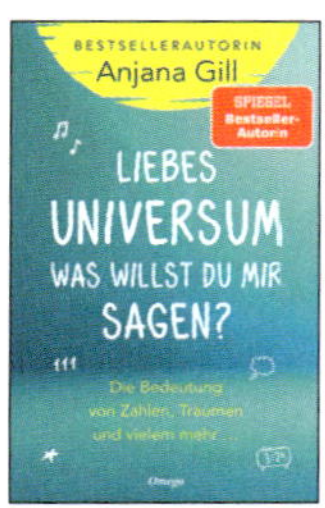

Anjana Gill

Liebes Universum, was willst du mir sagen?

Die Bedeutung von Zahlen, Träumen und vielem mehr ...

Das Universum kommuniziert nicht in einfachen Worten, sondern spricht über Zeichen zu uns: über kleine, große, alltägliche und ungewöhnliche – das Universum ist sehr kreativ, wenn es darum geht, mit uns Kontakt aufzunehmen. Oft aber erkennen wir die Zeichen nicht. Anjana Gill offenbart uns die kosmischen Geheimnisse, um die Zeichen zu erkennen und in Zukunft keine einzige wichtige Botschaft des Universums zu verpassen.

192 Seiten, broschiert · ISBN 978-3-96933-063-0

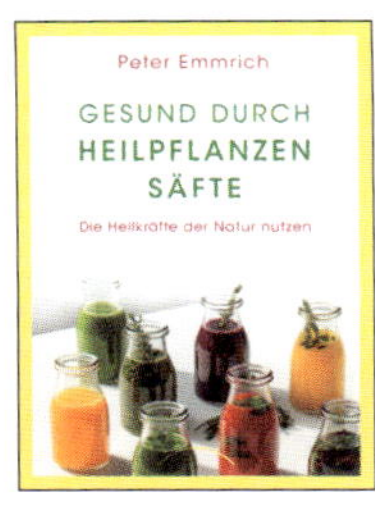

Peter Emmrich

Gesund durch Heilpflanzensäfte

Die Heilkräfte der Natur nutzen

Lebenskraft durch Pflanzensaft! Heilpflanzensäfte sind geballte Pflanzenkraft – ganz ohne Nebenwirkungen. Peter Emmrich, Mediziner und Biologe, stellt die wichtigsten Heilpflanzen mit Merkmalen, Vorkommen und Anwendung vor. Zudem bietet das Buch 14 Heilpflanzenkuren, die Ihr Wohlbefinden sanft und effektiv wiederherstellen. Sammeln Sie Ihre eigene Kräuterapotheke und nutzen Sie die Kraft der Natur für Ihre Gesundheit!

144 Seiten, durchgehend farbig, broschiert · ISBN 978-3-96933-100-2

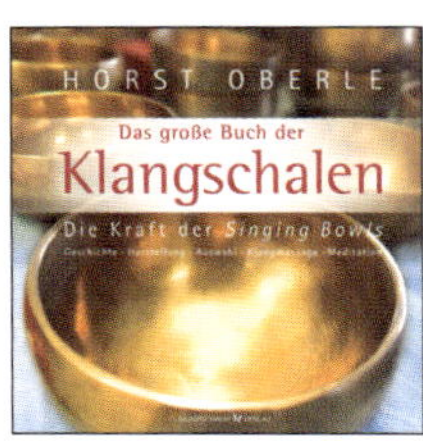

Horst Oberle

Das große Buch der Klangschalen

Die Kraft der Singing Bowls

Geschichte · Herstellung · Auswahl · Klangmassage · Meditation

Neben der Vorstellung verschiedener Klangschalenvarianten und -übungen bietet dieses Praxisbuch einen Überblick über ihre Geschichte, Herstellung und Pflege und lehrt eine individuelle und intuitive Anwendung. Schenken Sie Ihrem Leben wieder Harmonie. Klangschalen bringen unser Körperwasser in harmonische Schwingungen, lösen Verspannungen, aktivieren Selbstheilungskräfte und lassen uns tiefenentspannen. Bringen Sie Ihr Leben in Klang und ihre Seele zum Schwingen!

192 Seiten, farbig gestaltet, Flexocover · ISBN 978-3-89845-657-9

Weiterführende Informationen zu
Büchern, Autoren und den Aktivitäten
des Silberschnur Verlages erhalten Sie unter:
www.silberschnur.de

Natürlich können Sie uns auch gerne den
Antwort-Coupon aus dem beiliegenden
Lesezeichenflyer zusenden.

Ihr Interesse wird belohnt!